Keto-Diät Für Jedermann

Der Komplette Ratgeber Mit Schnellen Ketogenen Diät-Rezepten Zum Abnehmen, Fett Verbrennen Und Wohlfühlen

Chloe Roberts - Cornelia Ludwing

den Inhalt dieses Buches ändern, verteilen, verkaufen,
verwenden, zitieren oder paraphrasieren.

Haftungsausschluss:

Bitte beachten Sie, dass die in diesem Dokument enthaltenen
Informationen nur zu Bildungs- und Unterhaltungszwecken
dienen. Alle Anstrengungen wurden unternommen, um
genaue, aktuelle und zuverlässige, vollständige Informationen
zu präsentieren. Es werden keine Garantien jeglicher Art
erklärt oder impliziert. Die Leser erkennen an, dass der Autor
keine rechtliche, finanzielle, medizinische oder professionelle
Beratung leistet. Der Inhalt dieses Buches stammt aus
verschiedenen Quellen. Bitte konsultieren Sie einen
lizenzierten Fachmann, bevor Sie die in diesem Buch
beschriebenen Techniken versuchen.

Durch das Lesen dieses Dokuments stimmt der Leser zu, dass
der Autor unter keinen Umständen für direkte oder indirekte

Verluste verantwortlich ist, die durch die Verwendung der in

diesem Dokument enthaltenen Informationen entstehen,

einschließlich, aber nicht beschränkt auf Fehler, Auslassungen

oder Ungenauigkeiten.

Inhaltsverzeichnis

Einleitung

Vielen Dank für den Kauf **Keto-Diät Für Jedermann: Der Komplette Ratgeber Mit Schnellen Ketogenen Diät-Rezepten Zum Abnehmen, Fett Verbrennen Und Wohlfühlen.**

Die ketogene Diät ist ein Diätregime, das Kohlenhydrate drastisch reduziert und gleichzeitig Proteine und insbesondere Fette erhöht. Der Hauptzweck dieses Ungleichgewichts in den Anteilen an Makronährstoffen in der Ernährung besteht darin, den Körper zu zwingen, Fette als Energiequelle zu verwenden.

In Gegenwart von Kohlenhydraten nutzen alle Zellen ihre Energie, um ihre Aktivitäten auszuführen. Aber wenn diese auf ein ausreichend niedriges Niveau reduziert werden, beginnen sie, Fette zu verwenden, alle außer Nervenzellen, die nicht die Fähigkeit dazu haben. Ein Prozess namens

Ketose wird dann eingeleitet, weil er zur Bildung von

Molekülen führt, die Ketonkörper genannt werden und

diesmal vom Gehirn verwendet werden können.

Typischerweise wird Ketose nach ein paar Tagen mit einer

täglichen Kohlenhydrataufnahme von etwa 20-50 Gramm

erreicht, aber diese Mengen können individuell variieren.

Frühstück

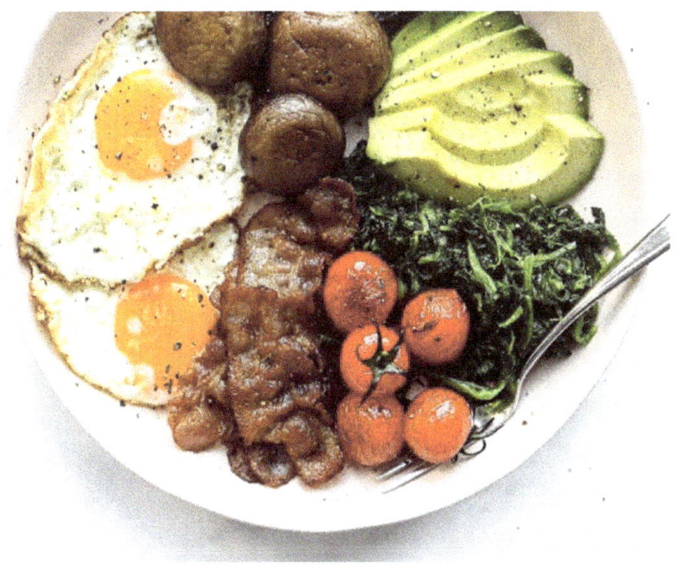

Zimt "Zucker" Getreide"

Zubereitungszeit: 5 Minuten

Kochzeit: 10 Minuten

Portionen: 2

Zutaten:

•1 Tasse Kokosnuss, zerkleinert oder Flocken

•2 Esslöffel Butter oder Ghee

•1 Esslöffel gemahlener Zimt

•1 Teelöffel Erythrit

•2 Esslöffel Kakaonibs

•Ungesüßte Milch ohne Milch nach Wahl (ich verwende

Macadamiamilch), zum Servieren

Wegbeschreibungen:

1.Heizen Sie den Ofen auf 325 ° F vor.

2.Bringen Sie die Kokosflocken in eine kleine Schüssel.

3.In einem Topf butter, zimt und erythrit bei mittlerer Hitze

hinzufügen, schmelzen und gut mischen.

4.Gießen Sie die Mischung in die Kokosflocken, rühren Sie

um, um zu mischen, dann legen Sie die beschichteten

Kokosflocken auf die Auflaufform.

5.Backen Sie für mindestens 5 bis 7 Minuten oder bis schön

und golden. Rühren Sie die Kokosflocken ein paar Mal um,

um alle Seiten anzustoßen und sicherzustellen, dass sie nicht

brennen.

6.Lassen Sie die Kokosflocken 5 bis 10 Minuten abkühlen.

7.Teilen Sie zwischen zwei Schüsseln, fügen Sie die Kakaonibs

hinzu und gießen Sie die milchfreie Milch zum Servieren ein.

ERNÄHRUNG: Kalorien: 405 Gesamtfett: 40g Protein: 4g

Gesamtkohlenhydrate: 12g Ballaststoffe: 10g Netto

kohlenhydrate: 2g

Kokos-Müsli

Zubereitungszeit: 5 Minuten

Kochzeit: 5 Minuten

Portionen: 2

Zutaten:

•1 Tasse Kokosnuss, zerkleinert oder Flocken

•1 Teelöffel Erythrit

•Ungesüßte Milch ohne Milch nach Wahl (ich verwende

Macadamiamilch), zum Servieren

Wegbeschreibungen:

1..Den Ofen auf 350 ° F vorheizen.

2.Auf einem Backblech die Kokosflocken in einer einzigen

Schicht anrichten.

3.Backen Sie für ca. 5 Minuten, bis schön und golden.

4.Lassen Sie die Kokosflocken etwa 5 bis 10 Minuten

abkühlen, dann mit dem Erythrit in einen Plastikbeutel mit

Reißverschluss geben und schütteln.

5.Teilen Sie zwischen zwei Schüsseln und gießen Sie die Milch nicht milchig ein. dienen.

Ernährung: Kalorien: 247 Gesamtfett: 24g Protein: 3g

Gesamtkohlenhydrate: 7g Ballaststoffe: 6g

Nettokohlenhydrate: 1g

KETO BROT

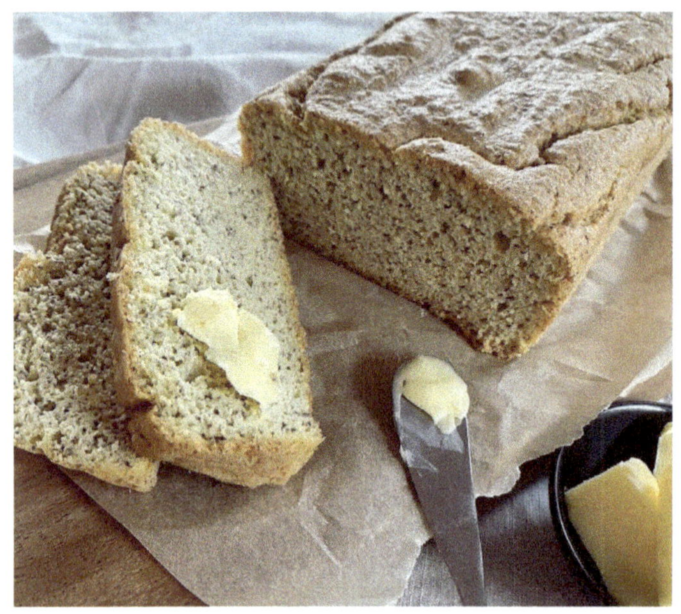

Chocolate Chip Scones

Zubereitungszeit: 10 Minuten

Kochzeit: 10 Minuten

Portionen: 8

Zutaten:

•2 Tassen Mandelmehl

•1 TL Backpulver

•1/4 TL Meersalz

•1 Ei

•2 EL kohlenhydratarmer Süßstoff

•2 EL Milch, Sahne oder Joghurt

•1/2 Tasse zuckerfreie Schokoladenstückchen

Wegbeschreibungen:

1.Heizen Sie den Ofen auf 350F vor.

2.Fügen Sie mit einer Schüssel Mandelmehl, Backpulver und

Salz hinzu und mischen Sie.

3.Dann fügen Sie das Ei, süßstoff, Milch und Schokoladenstückchen hinzu. Gut mischen.

4.Den Teig in eine Kugel geben und auf Pergamentpapier legen.

5.Den Teig mit einem Nudelholz in einen großen Kreis rollen. Schneiden Sie es in 8 dreieckige Stücke.

6.Legen Sie die Scones und das Pergamentpapier auf ein Backblech und trennen Sie die Scones etwa 1 Zoll voneinander entfernt.

7.Für 7 bis 10 Minuten backen, bis es leicht gebräunt ist.

8.Abkühlen und servieren.

Ernährung: Kalorien: 213 Fett: 18g Kohlenhydrate: 1g Protein: 8g

Pumpernickel Schnellbrot

Zubereitungszeit: 30 Minuten

Kochzeit: 35 Minuten

Portionen: 1 Laib

Zutaten

• 1/2 Tasse Maniokmehl oder Vollkornmehl

• 1/2 Tasse Wasser

• 1 1/2 Tassen Mandelmehl

• 4 Eier

• 1 1/2 Esslöffel Kakao/Kakaopulver

• 2 Esslöffel Melasse

• 1 Esslöffel Backpulver

• 2 Esslöffel Butter, geschmolzen

• 1 Esslöffel brauner Zucker

• 1 Teelöffel Salz

• 2 Esslöffel Kümmel

Wegbeschreibungen:

1.Fügen Sie alle Zutaten in die Brotmaschine hinzu.

2.Glätten Sie die Oberseite des Laibs. Wählen Sie den Quick Bread-Modus und drücken Sie Start. Etwa 35 Minuten backen lassen.

3.Brot von der Brotmaschine nehmen und 10 Minuten ruhen lassen. genießen!

Ernährung: Kalorien 192 Fett 5,6 G Kohlenhydrate 3,3 g Eiweiß 4 g

Blumenkohl Tortillas Brot

Zubereitungszeit: 6 Minuten

Kochzeit: 21 min

Portion: 5

Zutaten:

•3/4 riesiger Blumenkohl (oder zwei Tassen Reis)

•2 riesige Eier (Veganer, Sub-Flachs-Eier)

•1/4 Tasse gespaltener knuspriger Koriander

•1/2 mittlerer Kalk, gepresst und geszinst

•Salz und Pfeffer, nach Geschmack

Wegbeschreibungen:

1.Heizen Sie den Ofen auf 375 Grad F. vor und legen Sie ein

Heizblatt mit Materialpapier aus.

2.Schneiden Sie den Blumenkohl in kleine, gleichmäßige

Stücke und herzschlagen Sie ihn in einem

Ernährungsprozessor in Gruppen, bis Sie eine Couscous-

ähnliche Konsistenz erhalten. Der fein gereiste Blumenkohl

sollte etwa 2 Tassen gepresst machen.

3.Legen Sie den Blumenkohl für 2 Minuten in eine
mikrowellensichere Schüssel und Mikrowelle, an diesem
Punkt mischen und für weitere 2 Minuten in die Mikrowelle
stellen. Für den Fall, dass Sie keine Mikrowelle verwenden,
funktioniert ein Dampfgarer auch ähnlich. Entdecken Sie den
Blumenkohl in einem feinen Käsetuch oder einem schlanken
Geschirrtuch und zerquetschen Sie so viel Flüssigkeit wie
möglich erwartet, und achten Sie darauf, sich nicht zu
verzehren. Geschirrspülhandschuhe werden empfohlen, da es
außergewöhnlich heiß ist.

4.In einer mittleren Schüssel die Eier verquirlen. Dazu
gehören Blumenkohl, Koriander, Limette, Salz und Pfeffer.
Mischen, bis alles rundum konsolidiert ist. Verwenden Sie
Ihre Hände, um 6 kleine "Tortillas" auf dem Materialpapier zu
formen.

5.Backen Sie für 10 Minuten, drehen Sie vorsichtig jede
Tortilla und kommen Sie für weitere 5 bis 7 Minuten zum
Herd zurück, oder bis sie vollständig eingestellt sind.

Entdecken Sie Tortillas auf einem Drahtgestell, um sie marginal abzukühlen.

6.Erhitzen Sie eine mittelgroße Pfanne auf Medium.

Entdecken Sie eine vorbereitete Tortilla im Behälter, drücken Sie etwas nach unten und dunkel gefärbt für 1 bis 2 Minuten auf jeder Seite. Rehash mit Resttortillas.

Ernährung: Cal: 30, Kohlenhydrate: 2,5 g, Ballaststoffe: 7,5 g, Fett: 8 g, Eiweiß: 10g,

Cranberry Brot

Zubereitungszeit:

Kochzeit: 3 Stunden 18 Minuten

Portionen: 12

Zutaten:

•2 Esslöffel Kokosmehl

•2 Tassen Mandelmehl

•1 1/2 Teelöffel Backpulver

•1/2 Tasse Erythritol Süßstoff

•5 Eier

•1/2 Tasse Cranberries

•3 Esslöffel schwere Schlagsahne

•3 Esslöffel Butter, weich

•1 Teelöffel Vanilleextrakt

Wegbeschreibungen:

1.Fügen Sie alle Zutaten in die Brotmaschine hinzu.

2.Schließen Sie den Deckel und wählen Sie den Sweet Bread-Modus.

3.Nachdem die Kochzeit vorbei ist, nehmen Sie das Brot aus

der Maschine und lassen Sie es etwa 10 Minuten ruhen.

genießen!

Ernährung: Kalorien 175 Fett 15g Kohlenhydrate 3g Protein 6g

Keto Speck und Käse Pfannkuchen

Zubereitungszeit: 10 Minuten

Kochzeit: 10 Minuten

Portionen: 4

Zutaten:

•1/2 Tasse geschredderter Cheddar

•4 Eier, getrennt

•1/2 Tasse Mandelmehl

•1/2 TL. Zahnsteincreme

•1/4 TL. Salz

•1/4 Tasse Speck Bits

•1 EL gehackter Schnittlauch

Wegbeschreibungen:

1.Sieben Sie das Mandelmehl und Salz.

2.Falten Sie den Cheddar, Speck und Schnittlauch ein.

3.Beschichten Sie eine Antihaftpfanne.

4.Den Teig hineinpfannen und 1-2 Minuten pro Seite kochen

lassen.

Ernährung: Fett: 22 g. Eiweiß: 17 g. Kohlenhydrate: 3,6 g.

Parmesan-Thymian Popovers

Zubereitungszeit: 10 Minuten

Kochzeit: 15 Minuten

Portionen: 6

Zutaten

•4 Eier

•1/2 Tasse Kokosmilch

•2 EL Kokosmehl

•Salz kneifen

•1 EL Parmesan

•1 EL gehackter frischer Thymian

Richtung:

1.Heizen Sie den Ofen auf 425F vor.

2.Alle Zutaten in einer Schüssel vermischen und verquirlen,

bis sie vollständig vermischt sind.

3.Füllen Sie Antihaft-Popover-Ärmel 2/3 mit Butter.

4.Backen Sie für 15 Minuten oder bis sie anfangen, oben zu

bräunen.

5.Abkühlen und servieren.

Ernährung: Kalorien: 64 Fett: 34g Kohlenhydrate: 2g Protein:

3g

Käsespinat Cracker

Zubereitungszeit: 15 Minuten

Kochzeit: 25 Minuten

Portionen: 16

Zutaten:

•1 1/2 Tassen Mandelmehl

•150g frischer Spinat

•1/2 Tasse Flachsmehl

•1/4 Tasse Kokosmehl

•1/2 TL gemahlener Kreuzkümmel

•1/4 Tasse Butter

•1/2 Tasse Parmesan, gerieben

•1/2 TL Flockenchoten, getrocknet

•1/2 TL Salz

Wegbeschreibungen:

1.Bringen Sie Wasser zum Kochen in einem Topf.

2.Fügen Sie Spinat hinzu und kochen Sie für 1 Minute.

3.Fügen Sie gekochte Spinatblätter in eine Kaltwasserschüssel hinzu, um den Kochvorgang zu stoppen.

4.Drücken Sie das Wasser aus den Spinatblättern aus und lassen Sie es abtropfen.

5.Verarbeiten Sie den Spinat in einer Küchenmaschine und verarbeiten Sie, bis eine glatte Konsistenz erreicht ist.

6.In der Zwischenzeit Mandelmehl, Kokosmehl, Flachsmehl, Kreuzkümmel, Chiliflocken, Salz und Parmesan in die Schüssel geben und gut vermischen.

7.Fügen Sie weiche Butter und Spinat in die Mehlmischung hinzu und mischen Sie, um sie gut zu kombinieren.

8.Teig in einen Kühlschrank geben. In Folie einwickeln und 1 Stunde aufbewahren.

9.Backofen auf 400F vorheizen.

10.Entfernen Sie die Folienverpackung und geben Sie den Teig auf ein mit Backpapier ausgekleidetes Backblech.

11.Top Teig mit einem zweiten Pergamentpapierstück und
rollen Sie den Teig mit einem Nudelholz, bis der Teig 1/4 Zoll
dick ist.

12.Teig mit einem Pizzaschneider in 16 gleichmäßige Stücke
schneiden.

13.Backblech in den vorgeheizten Ofen geben und Teig für 18
bis 20 Minuten backen.

14.Für eine knusprigere Textur, stellen Sie die Ofentemperatur
auf 260F ein und backen Sie für 15 bis 20 Minuten mehr.

Ernährung: Kalorien: 126 Fett: 10.9g Kohlenhydrate: 1.4g

Protein: 4.5g

Basilikum Käse Brot

Zubereitungszeit: 5 Minuten

Kochzeit: 15 Minuten

Portionen: 10

Zutaten

• Mandelmehl, zwei Tassen

• Warmes Wasser, eine Tasse

• Salz, ein halber Teelöffel

• Basilikum getrocknet, ein Teelöffel

• Halbe Tasse Mozzarella-Käse zerkleinert

• Viertel-TL. aus aktiver Trockenhefe

• 3 TL. aus geschmolzener ungesalzener Butter

• 1 TL. aus Steviapulver

Wegbeschreibungen

1.In einem Mischbehälter Mandelmehl, getrocknetes Basilikum, Salz, zerkleinerten Mozzarella-Käse und Steviapulver vermischen.

2.Holen Sie sich einen weiteren Behälter, in dem Sie das warme Wasser und die geschmolzene ungesalzene Butter kombinieren.

3.As den Anweisungen auf dem Handbuch Ihrer Maschine, gießen Sie die Zutaten in die Brotpfanne und achten Sie darauf, wie Sie die Hefe mischen.

4.Stellen Sie die Brotpfanne in die Maschine und wählen Sie die süße Broteinstellung zusammen mit dem Krustentyp, falls verfügbar, und drücken Sie dann Start, sobald Sie den Deckel der Maschine geschlossen haben.

5.Wenn das Brot fertig ist, entfernen Sie die Brotpfanne mit Ofenhandschuhen aus der Maschine. Verwenden Sie einen rostfreien Spatel, um das Brot aus der Pfanne zu extrahieren, und drehen Sie die Pfanne auf einem Metallgestell auf den Kopf, wo das Brot abkühlt, bevor es in Scheiben schneidet.

Ernährung: Kalorien: 124 Fett: 8g Kohlenhydrate: 2g Eiweiß: 11g

Parmesan Italienisches Brot

Zubereitungszeit: 45 Minuten

Kochzeit: 30 Minuten

Portionen: 10

Zutaten:

•1 1/3 Tasse warmes Wasser

•2 EL Olivenöl

•2 Knoblauchzehen, zerkleinert

•1 EL Basilikum

•1 EL Oregano

•1 EL Petersilie

•2 Tassen Mandelmehl

•1 EL Inulin

•1/2 Tasse Parmesan, gerieben

•1 TL aktive Trockenhefe

Wegbeschreibungen:

1.Gießen Sie alle nassen Zutaten in die Brotmaschinenpfanne.

2.Alle trockenen Zutaten in die Pfanne geben.

3.Stellen Sie die Brotmaschine auf französisches Brot.

4.Wenn das Brot fertig ist, entfernen Sie die

Brotmaschinenpfanne aus der Brotmaschine.

5.Vor dem Auffüllen in ein Kühlgestell leicht abkühlen lassen.

6. Sie können Ihr Brot für bis zu 7 Tage aufbewahren.

Ernährung: Kalorien: 150 Kohlenhydrate: 1,4g Eiweiß: 5g Fett:

5g

Erdbeer-Vanille-Muffins

Zubereitungszeit: 35 Minuten

Kochzeit: 15 Minuten

Portionen: 12 Muffins

Zutaten

• 0,25 TL. Salz

• 2 Tassen Mandelmehl

• 0,5 Tasse Butter, ungesalzen und geschmolzen

• 2 TL. Backpulver, glutenfrei

• 0,25 Tasse Erythrit-Süßstoff, granuliert

• 2 TL. Vanilleextrakt, zuckerfrei

• 4 große Eier

• 0,67 Tasse Erdbeeren, gehackt

• 0,25 Tasse Wasser

• Mittlerer Topf

• Muffindose mit 12 Fach

Wegbeschreibungen

1.Verwenden Sie einen Topf, um die Butter zu verflüssigen und den Brenner auszuschalten.

2.Stellen Sie die Temperatur Ihres Ofens auf 350 ° Fahrenheit ein.

3.Decken Sie die Hohlräume der Cupcake-Dose mit Silikon oder Backbechern ab. Zur Seite stellen.

4.In einer Glasschale salzen, Backpulver und Mandelmehl mischen und alle vorhandenen Klumpen entfernen.

5.Kombinieren Sie den Vanilleextrakt, Erythrit, Eier, Wasser und Butter in das Gericht und fügen Sie es vollständig ein.

6.Zum Schluss die Erdbeeren vorsichtig integrieren.

7.Den Teig gleichmäßig in die vorbereitete Cupcake-Dose teilen und ca. 18 Minuten erwärmen.

8.Warten Sie etwa 5 Minuten, bevor Sie es genießen.

Ernährung: Protein: 6 Gramm Nettokohlenhydrate: 2,4 Gramm Fett: 17 Gramm Zucker: 1 Gramm Kalorien: 122

Süßes Challah Brot

Zubereitungszeit: 30 Minuten

Kochzeit: 45 Minuten

Portionen: 20

Zutaten

•1/4 Tasse getrocknete Beeren

•4 Eier

•1 Tasse nicht geschmacksneutrales Protein

•1/2 Zitronenschale

•1/3 Tasse Sukrin plus

•1 Teelöffel Xanthan

•1,5 Tasse Frischkäse

•2 1/2 Teelöffel Backpulver

•4 Esslöffel Butter

•1/3 Teelöffel Backpulver

•4 Esslöffel schwere Sahne

•1/2 Teelöffel Salz

•4 Esslöffel Öl

•2/3 Tasse Vanilleprotein

Wegbeschreibungen:

1.Fügen Sie alle Zutaten in die Brotmaschine hinzu.

2.Wählen Sie Teigeinstellung und drücken Sie Start. Mischen Sie die Zutaten für ca. 4-5 Minuten. Danach drücken Sie die Stopp-Taste.

3.Glätten Sie die Oberseite des Laibs. Wählen Sie den Backmodus und drücken Sie Start. Etwa 40 Minuten backen lassen.

4.Brot von der Brotmaschine nehmen und 10 Minuten ruhen lassen. genießen!

Ernährung: Kalorien 158; Fett 13 g; Kohlenhydrate 2 g; Eiweiß 9 g

KETO PASTA

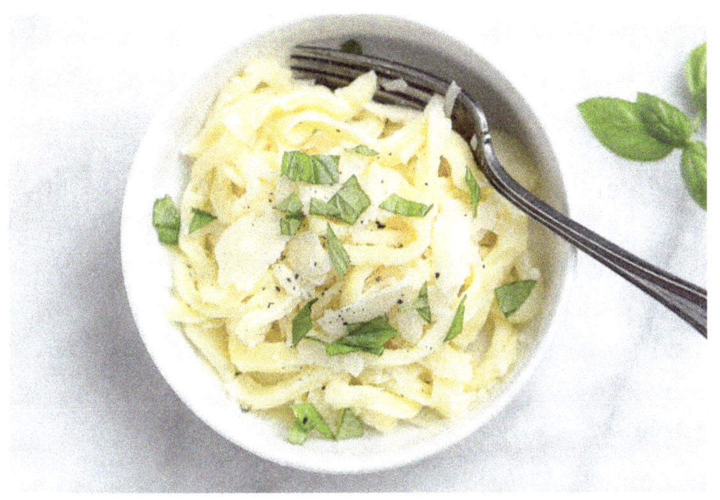

Palmini-Nudeln (mit Wurst-Ragu).

Zubereitungszeit: 5 Minuten

Kochzeit: 35 Minuten

Portionen: 4

Zutaten;

•5 Bratwurst, ohne Därme

•2/3 Tasse Parmesan, gerieben

•1/2 Tasse Petersilie, gehackt

•1/4 Tasse Ruby Portwein

•28oz ganze Tomaten, geschält

•3 Lorbeerblätter

•1 Karotte, mittelgroß & gerieben

•1 Oregano

•Palmini-Nudeln, 1 Dose

•1 Esslöffel Fenchelsamen

•2 Esslöffel natives Olivenöl Extra, geteilt

•2 Esslöffel Knoblauch, gehackt

•1 Teelöffel rote Paprikaflocken.

Wegbeschreibungen:

1.Erhitzen Sie I Esslöffel Olivenöl in einem niederländischen Ofen bei mittlerer Hitze. Fügen Sie die Fenchelsamen und die Bratwurst hinzu und kochen Sie, bis die Wurst braun wird. (dauert 5 Minuten)

2.Fügen Sie die Karotte sofort hinzu und kochen Sie mit der Wurst, bis sie vollständig gekocht ist. (weitere 5 Minuten)

3.Den restlichen Esslöffel Olivenöl in den niederländischen Ofen geben. Fügen Sie Oregano, Knoblauch und rote Paprikaflocken hinzu und kochen Sie für etwa 30 Sekunden.

4.Gießen Sie den Wein hinein und bringen Sie ihn zum Kochen. Kochen Sie für ca. 2 Minuten, bis es fast verdunstet.

5.Fügen Sie die Tomaten und Lorbeerblätter hinzu. Die Hitze minimieren und 15 Minuten köcheln lassen. (Entfernen Sie die Lorbeerblätter)

6.Fügen Sie die Nudeln hinzu und kombinieren Sie sie gut.

7.Parmesan und Petersilie unter 3 Minuten Rühren hinzufügen.

8.Dienen.

Ernährung: Kalorien 253 Kohlenhydrate 4,7 g Ballaststoffe 2 g

Fett 6 g Eiweiß 6,9 g

Low Carb Eiernudeln

Zubereitungszeit: 5 Minuten

Kochzeit: 5 Minuten

Portionen: 2

Zutaten:

•2 Eier

•1 Unze Frischkäse

•1/4 Teelöffel Weizengluten

Wegbeschreibungen:

1.Heizen Sie Ihren Ofen vor.

2.In einem Mixer die Eier, Frischkäse und Weizengluten

geben. (Für eine Minute mischen)

3.Den Teig auf der Backform verteilen.

4.Backen Sie für 5 Minuten. (Überbacken vermeiden)

5.Lassen Sie es abkühlen und schneiden Sie es dann in die

gewünschte Form.

Ernährung: Kalorien: 111 Gesamtfett: 2g Kohlenhydrate: 0g

Protein: 9g

Kokosnudeln

Zubereitungszeit: 3 Minuten

Kochzeit: 4 Minuten

Portionen: 8

Zutaten:

•1 Ei

•6 EL. Glucomannan Pulver

•6 EL. Haferfaser

•1/2 TL koscheres Salz

•1 EL Backpulver

•2 TL Kokosmehl

•1 1/2 Tassen Wasser

Wegbeschreibungen:

1.Die trockenen Zutaten zusammenführen.

2.Das Ei schäumend verquirlen.

3.Fügen Sie das Ei auf die trockenen Zutaten hinzu und
mischen Sie, bis die Mischung zu einem feinen Pulver wird.

4.Fügen Sie das Wasser hinzu und mischen Sie es mit den
Händen, bis der Teig glatt und dennoch klebrig wird.

5.Lassen Sie den Teig 10 Minuten einwirken.

6.Den Teig mit dem Spaghettiaufsatz durch eine Nudelpresse
laufen lassen oder mit einem Nudelholz ausrollen und in 1/3
Zoll breite Bänder schneiden.

7.Kochen Sie etwas Hühnerbrühe und fügen Sie die Nudeln
hinzu.

8.Kochen Sie für 4 Minuten und lassen Sie die Brühe
abtropfen.

Ernährung: Kalorien 268 Kohlenhydrate 5 g Ballaststoffe 5 g
Fett 0,7 g Eiweiß 0,9 g

Low Carb Nudeln

Zubereitungszeit: 10 Minuten

Kochzeit: 1 Minuten

Portionen: 1

Zutaten:

•1 Tasse Feuchtigkeitsmozzarella mit wenig Feuchtigkeit

•1 Eigelb, groß

Wegbeschreibungen:

1.In eine Schüssel (mikrowellensicher) den Käse geben. Mikrowelle für eine Minute, entfernen und umrühren. Mikrowelle für eine weitere Minute oder weniger, bis der Käse schmilzt.

2.Lassen Sie den Käse abkühlen, um das Kochen des Eies zu vermeiden. (nicht zu lange)

3.Das Eigelb in die Schüssel mit geschmolzenem Käse geben und umrühren. Rühren Sie, bis sich ein gleichmäßiger gelber Teig bildet.

4.Legen Sie den gelben Teig zwischen zwei Stücke

Pergamentpapier und rollen Sie ihn mit einem Nudelholz.

(sollte 1/8 "dick sein)

5.Lassen Sie das obere Pergamentpapier weg.

6.Schneiden Sie den Teig in Streifen von 1/2 "Breite.

Bewahren Sie die Nudeln 6 Stunden im Kühlschrank auf.

7.Kochen Sie in einem Topf mit Wasser zum Kochen. Tun Sie

dies für 1 Minute, um ein Überkochen zu vermeiden. Aus

dem Topf nehmen und das Wasser abtropfen lassen.

8.Lassen Sie es abkühlen und servieren Sie es dann mit Ihrer

Lieblingssauce.

Ernährung: Kalorien: 358 Gesamtfett: 12g Kohlenhydrate: 3g

Protein: 32g

Hähnchen Fajita Pfanne

Zubereitungszeit: 10 Minuten

Kochzeit: 15 Minuten

Portionen: 4

Zutaten:

•2 Esslöffel natives Olivenöl extra

•1/2 gelbe Zwiebel, gewürfelt

•2 oder 3 Knoblauchzehen, gehackt

•1 grüne Paprika, spiralisiert

•1 rote Paprika, spiralisiert

•1 orange Paprika, spiralisiert

•11/2 Pfund knochenlose, hautlose Hähnchenbrust, gewürfelt

•2 Esslöffel Taco Seasoning (hier)

•Salz

•Frisch gemahlener schwarzer Pfeffer

Wegbeschreibungen:

1.In eine große ofenfeste Pfanne bei mittlerer Hitze, das Olivenöl erhitzen und Zwiebel und Knoblauch gemeinsam anbraten. Nach ca. 5 Minuten die Paprikanudeln dazugeben. Alles zusammenrühren und bei mittlerer bis hoher Hitze 3 bis 4 Minuten kochen, oder bis die Nudeln anfangen, gabelfest zu werden.

2.Fügen Sie das gewürfelte Huhn und Taco-Gewürz hinzu und kochen Sie für 6 bis 8 Minuten, bis alle Seiten gebräunt sind und das Huhn durchgegart ist. Mit Salz und Pfeffer würzen und scharf servieren.

Ernährung: Kalorien 172 Fett 10g, Protein 11g, Natrium 360mg, Kohlenhydrate 1.1g, Ballaststoffc 3g

Butternusskürbisnudeln.

Zubereitungszeit: 10 Minuten

Kochzeit: 15 Minuten

Portionen: 4

Zutaten:

• 6 Tassen Butternusskürbisnudeln, spiralisiert

• 1/2 Tasse Walnüsse, gehackt

• 1/2 Tasse Parmesan, zerkleinert

• 2 Esslöffel Natives Olivenöl Extra Carepelli

• 1 Zwiebel, gehackt

• 2 Knoblauchzehen, gehackt

• 1/4 Teelöffel schwarzer Pfeffer, gemahlen

• Salz nach Geschmack

Wegbeschreibungen:

1.Erhitzen Sie das Öl bei mittlerer Hitze.

2.Die Zwiebel in die Pfanne geben und 4 Minuten kochen

lassen. (bis es durchscheinend wird)

3.Fügen Sie den Knoblauch hinzu und lassen Sie ihn vor dem Rühren für 30 Sekunden kochen.

4.Fügen Sie die Nudeln hinzu und kochen Sie sie für etwa 10 Minuten. Sie neigen dazu, beim Kochen weich zu werden und zu schrumpfen.

5.Fügen Sie die Walnüsse hinzu und rühren Sie vorsichtig um.

6.Mit frisch gehackter Petersilie und Parmesan servieren.

Ernährung: Kalorien 408 Kohlenhydrate 5 g Ballaststoffe 3 g Fett 7 g Eiweiß 5,4 g

Low Carb Pasta (mit Basilikumpesto);

Zubereitungszeit: 10 Minuten

Kochzeit: 10 Minuten

Portionen: 4

Zutaten:

•1,16 Unzen Parmesan, gerieben

•1,31 Unzen Mozzarella, gerieben

•4 Unzen Frischkäse, weich

•1/8 TL Knoblauchpulver

•1/8 TL gemahlener Pfeffer

•1/8 TL getrockneter Majoran

•1/8 TL gemahlener Oregano

•1/8 TL getrocknetes Basilikum

•1/8 TL getrockneter Estragon

•3 Eigelb

Wegbeschreibungen:

1.Heizen Sie Ihren Ofen vor.

2.Eigelb und Sahne vermischen.

3.Den restlichen Käse (Parmesan & Mozzarella) in die Schüssel geben und mit einem Handmixer schlagen.

4.Fügen Sie alle Gewürze hinzu und mischen Sie weiter.

5.Legen Sie Ihre Backform mit Backpapier aus. Verteilen Sie Ihren Teig gleichmäßig in der Pfanne. (verwenden Sie einen Spatel)

6.Backen Sie es für etwa 8 Minuten, während Sie es genau im Auge behalten, um ein Überbacken zu vermeiden. Senken Sie auf 300 ° F, sobald Sie kleine Blasen bemerken und backen Sie für weitere 2 Minuten. (Stellen Sie sicher, dass alle Seiten der Pasta fertig sind)

7.Lassen Sie es für ca. 15 Minuten abkühlen.

8.Beginnen Sie mit dem Schneiden in Übereinstimmung mit der gewünschten Form.

Ernährung: Kalorien: 165 Gesamtfett: 6g Kohlenhydrate: 1g Eiweiß: 11g

Molke Lasagne Blätter

Zubereitungszeit: 2 Minuten

Kochzeit: 25 Minuten

Portionen: 8

Zutaten:

•3/4 Tasse Mandelmehl

•1 Messlöffel Molkenisolat

•1/2 TL Salz

•1 TL Xanthangummi

•1 Ei

Wegbeschreibungen:

1.Verschmelzen Sie alle Zutaten mit einem Spatel.

2.Sobald der Teig geformt ist, verwenden Sie Ihre Hände, um

den Teig zu einer Kugel zu kneten.

3.Lassen Sie den Teig 5 Minuten einwirken.

4.Legen Sie ein Stück Pergamentpapier auf eine ebene

Oberfläche.

5.Bestäuben Sie das Pergamentpapier mit Molkenisolat.

6.Rollen Sie den Teig in 1/4 Zoll dünn.

7.Verwenden Sie ein Pizzarad, um mehrere Rechtecke zu

schneiden, die der Länge Ihrer Auflaufform entsprechen.

8.Bereiten Sie Ihre Füllung Lasagne Rezepte vor

9.Schichte die Blöcke mit der Füllung.

10.Heizen Sie den Ofen auf 350F vor.

11.Backen Sie für 25 Minuten.

Ernährung: Kalorien 235 Kohlenhydrate 3 g Ballaststoffe 3 g

Fett 6 g Eiweiß 6,9 g

Seetangnudeln (mit Sesamhuhn).

Zubereitungszeit: 5 Minuten

Kochzeit: 25 Minuten

Portionen: 4

Zutaten;

•1 lb. Hähnchenbrust (in Stücke geschnitten),

•10 oz. Pilze (in Scheiben geschnitten)

•12 oz. Seetangnudeln

•2 Tasse Brokkoli

•3 Karotten (groß und gehackt)

•1 Teelöffel Olivenöl

•Saucenzutaten;

•2 Esslöffel geröstetes Sesamöl

•3 Esslöffel Sesam

•2 Knoblauchzehen (gehackt)

•1/3 Tasse Kokosnussamino.

Wegbeschreibungen:

1.In einer Pfanne Olivenöl bei mittlerer Hitze erhitzen.

2.Fügen Sie die Pilze hinzu und braten Sie sie etwa 6 bis 8 Minuten. (Stellen Sie sicher, dass die Pilzflüssigkeit vollständig verdampft ist)

3.Fügen Sie das Huhn, Brokkoli und Karotten ein. Ca. 8 Minuten anbraten.

4.In eine Schüssel geben, alle Zutaten der Sauce hinzufügen und verquirlen.

5.Die Nudeln und die Sauce in die Pfanne geben. (5 Minuten kochen)

6.Würzen Sie das Gericht mit Meersalz.

Ernährung: Kalorien 394 Kohlenhydrate 5 g Ballaststoffe 8 g Fett 10 g Eiweiß 29 g

Protein-Pasta

Zubereitungszeit: 3 Minuten

Kochzeit: 1 Minute

Portionen: 4

Zutaten:

•1 1/2 Tassen Sojamehl

•2 Messlöffel reines Eiweißproteinpulver

•1/4 TL Knoblauchpulver

•1/4 TL Salz

•1/2 Tasse Wasser

•1 Ei

•Kokosmehl, zum Kneten

Wegbeschreibungen::

1.Verquirlen Sie das Sojamehl, Proteinpulver,

Knoblauchpulver und Salz, bis sie gut gemischt sind.

2.Fügen Sie das Ei und das Wasser hinzu und formen Sie es zu

einer Kugel.

3.Kneten Sie mit Kokosmehl, bis Sie eine wohlgeformte, nicht

klebrige Kugel erhalten.

4.Den Teig mit einem Nudelholz ausrollen und in dünne

Streifen schneiden.

5.Kochen Sie ein Wasser mit Salz.

6.Fügen Sie die Pasta hinzu und kochen Sie nur eine Minute.

7.Das Wasser abtropfen lassen und die Nudeln vor dem

Servieren eine Minute trocknen lassen.

Ernährung: Kalorien 365 Kohlenhydrate 4,7 g Ballaststoffe 0 g

Fett 10,2 g Eiweiß 28,9 g

Ravioli

Zubereitungszeit: 3 Minuten

Kochzeit: 2 Minuten

Portionen: 8

Zutaten:

•2 Tassen Mandelmehl

•6 EL. Kokosmehl

•4 TL Xanthangummi

•1/2 TL Salz

•4 TL Apfelessig

•2 Eier

•2-5 TL Wasser

Wegbeschreibungen:

1.Mischen Sie alle trockenen Zutaten zusammen.

2.Das Ei leicht verquirlen.

3.Gießen Sie den Apfelessig in die Eierschüssel und mischen

Sie sie gründlich zusammen.

4.Mischen Sie die Ei/ Apfelwein-Mischung langsam in die

trockene Zutatenschüssel und mischen Sie sie ständig.

5.Sobald die Mischung gleichmäßig gemischt ist, fügen Sie

Wasser einen Teelöffel nach dem anderen hinzu, bis ein Teig

gebildet ist.

6.Wickeln Sie den Teig in Plastikfolie und kneten Sie ihn für

ca. 5 Minuten durch die Plastikfolie.

7.Nehmen Sie den Teig aus der Plastikfolie und bestäuben Sie

eine ebene Oberfläche mit Kokosmehl.

8.Mit einem Nudelholz den Teig flach und so dünn wie

möglich ausrollen.

9.Verwenden Sie einen runden Ausstechformen, um den Teig

in kleine, ravioligroße runde Formen zu schneiden.

10.Stellen Sie sicher, dass es eine gerade Anzahl von rund

geschnittenem Teig gibt.

11.Füllen Sie die Ravioli mit dem Rezept "Spinat und Ricotta

Gefüllte Ravioli Füllung.

12.Schließen Sie die Seiten der Ravioli mit einer Gabel.

13.Fügen Sie 2 Esslöffel Butter in eine Pfanne, bis sie braun ist.

14.Kochen Sie die Ober- und Unterseite der Ravioli jeweils 2

Minuten lang.

15.Servieren Sie, während Sie heiß sind.

Ernährung: Kalorien 344 Kohlenhydrate 5 g Ballaststoffe 1 g

Fett 5,4 gProtein 4 g

KETO-SPREU

67

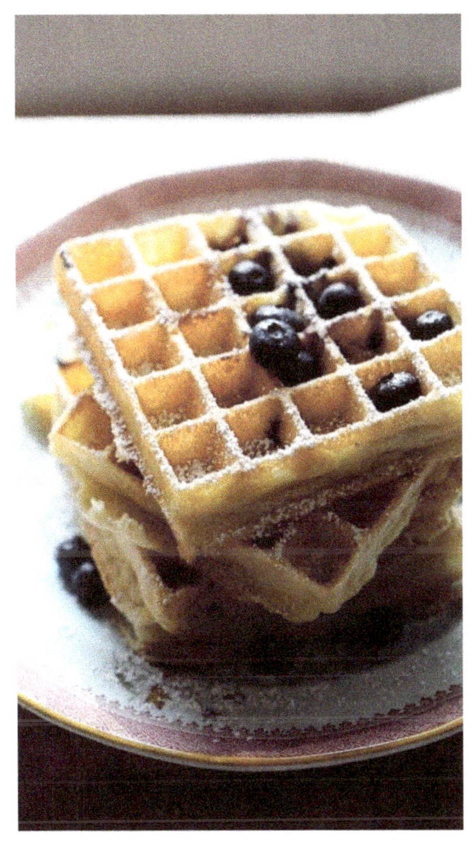

Knusprige Spreuffel mit Wurst

Zubereitungszeit: 5 Minuten

Kochzeit: 10 Minuten

Portionen: 2

Zutaten:

- 1/2 Tasse Cheddar-Käse
- 1/2 TL Backpulver
- 1/4 Tasse Eiweiß
- 2 TL Kürbisgewürz
- 1 Ei, ganz
- 2 Hähnchenwurst
- 2 Scheiben Speck
- Salz und Pfeffer nach Geschmack
- 1 TL Avocadoöl

Wegbeschreibungen:

1. Mischen Sie alle Zutaten in einer Schüssel.

2. Lassen Sie den Teig sitzen, während Waffeleisen wärmt.

3. Sprühen Sie Waffeleisen mit Antihaftspray.

4.Teig in den Waffeleisen gießen und nach den Anweisungen
des Herstellers kochen.

5.In der Zwischenzeit Öl in einer Pfanne erhitzen und das Ei
nach Ihrer Wahl anbraten und auf einen Teller geben.

6.In der gleichen Pfanne Speckscheibe und Wurst bei mittlerer
Hitze ca. 2-3 Minuten braten, bis sie gekocht sind.

7.Sobald die Spreuffel gründlich gekocht sind, entfernen Sie
sie aus dem Maker.

8.Mit Spiegelei, Speckscheibe, Würstchen servieren und
genießen!

Ernährung: Eiweiß: 22 Fett: 74 Kohlenhydrate: 3

Chaffles Frühstücksschale

Zubereitungszeit: 2 Minuten

Kochzeit: 5 Minuten

Portionen: 2

Zutaten:

•1 Ei

•1/2 Tasse Cheddar-Käse zerkleinert

•Prise italienische Würmung

•1 EL Pizzasauce

•TOPPING

•1/2 Avocado in Scheiben geschnitten

•2 Eier gekocht

•1 Tomate, Hälften

•4 oz. frische Spinatblätter

Wegbeschreibungen:

1.Heizen Sie Ihren Waffeleisen vor und fetten Sie mit

Kochspray.

2. Ein Ei in eine kleine Schüssel knacken und mit italienischem Gewürz und Pizzasauce schlagen.

3.Fügen Sie zerkleinerten Käse zur Ei-Gewürz-Mischung hinzu.

4.Gießen Sie 1 EL zerkleinerten Käse in einen Waffeleisen und kochen Sie für 30 Sekunden.

5.Gießen Sie Spreuteig in den Waffeleisen und schließen Sie den Deckel.

6.Spreu etwa 4 Minuten kochen, bis sie knusprig und braun sind.

7.Entfernen Sie vorsichtig Die Spreu vom Hersteller.

8.Auf dem Spinatbett mit Kochei, Avocadoscheibe und Tomaten servieren.

9.Viel Spaß!

Ernährung: Eiweiß: 23 Fett: 66 Kohlenhydrate: 5

Cajun & Feeta Spreu

Zubereitungszeit: 5 Minuten

Kochzeit: 10 Minuten

Portionen: 1

Zutaten:

•1 Eiweiß

•1/4 Tasse zerkleinerter Mozzarella

•2 EL. Mandelmehl

•1 TL Cajun Gewürz

•ZUM SERVIEREN

•1 Ei

•4 oz. Feta-Käse

•1 Tomate, in Scheiben geschnitten

Wegbeschreibungen:

1. Ei, Käse und Gewürze in einer Schüssel verquirlen.

2.Schalten Sie ein und fetten Sie Waffeleisen mit Kochspray.

3.Teig in einen vorgewärmten Waffeleisen gießen.

4.Kochen Sie Spreu für ca. 2-3 Minuten, bis die Spreu

durchgegart ist.

5.In der Zwischenzeit das Ei in einer Antihaftpfanne für ca. 1-

2 Minuten braten.

6.Zum Servieren Spiegelei auf Spreu mit Feta-Käse und

Tomatenscheibe setzen.

Ernährung: Eiweiß: 28 Fett: 64 Kohlenhydrate: 4

Morgendliche Spreuheiten mit Beeren

Zubereitungszeit: 2 Minuten

Kochzeit: 5 Minuten

Portionen: 4

Zutaten:

•1 Tasse Eiweiß

•1 Tasse Cheddar-Käse, zerkleinert

•1/4 Tasse Mandelmehl

•1/4 Tasse schwere Sahne

•TOPPING

•4 oz. Himbeeren

•4 oz. Erdbeeren.

•1 oz. Keto-Schokoladenflocken

•1 oz. Feta-Käse.

Wegbeschreibungen:

1.Heizen Sie Ihren quadratischen Waffeleisen vor und fetten Sie mit Kochspray.

2.Eierweiß in einer kleinen Schüssel mit Mehl schlagen.

3.Fügen Sie zerkleinerten Käse zu dem Eiweiß und der Mehlmischung hinzu und mischen Sie gut.

4.Fügen Sie Sahne und Käse zur Eiermischung hinzu.

5.Gießen Sie Chaffles Teig in einen Waffeleisen und schließen Sie den Deckel.

6.Spreu etwa 4 Minuten kochen, bis sie knusprig und braun sind.

7.Entfernen Sie vorsichtig Die Spreu vom Hersteller.

8.Servieren Sie mit Beeren, Käse und Schokolade obüber.

9.Viel Spaß!

Ernährung: Eiweiß: 28 Fett: 67 Kohlenhydrate: 5

Provolone-Veggie-Spreu

Zubereitungszeit: 5 Minuten

Kochzeit: 10 Minuten

Portionen: 2

Zutaten:

• Provolone Käse (zerkleinert) – 1 Tasse

• Eier – 2

• Tomate (in Scheiben geschnitten) – 1 kleine

• Zwiebel (in Scheiben geschnitten) – 1 kleine

• Brokkoli – 1 Tasse

• Weißer Pfeffer (nach Wunsch)

• Salz (nach Wunsch)

• Austernsauce – 1 Esslöffel

• Ketchup – 2 Esslöffel

• Stevia-Süßstoff – 1 Teelöffel

• Worcestershire Sauce – 2 Esslöffel

Wegbeschreibungen:

1.Mischen Sie Ketchup, Stevia-Süßstoff, Worcestershire-Sauce und Austernsauce in einer Schüssel

2.Brokkoli kochen, überschüssiges Wasser abseihen und dann Pfeffer und Salz für den Geschmack hinzufügen

3.Vorwärmen und Fett Waffeln Maker

4.Eier und Spreuzutaten in einer Schüssel mischen

5.Mischung auf Waffelteller gießen und gleichmäßig verteilen und knusprig kochen

6.Die Spreu eine Minute abkühlen lassen und dann mit bereits zubereitetem Gemüse und Sauce servieren

Ernährung: Kalorien 174 Fett 8,2g Eiweiß 1,7g Kohlenhydrate: 3

Butter Käse Karotten-Spreu

Zubereitungszeit: 5 Minuten

Kochzeit: 10 Minuten

Portionen: 2

Zutaten:

- Frischkäse: 2 Esslöffel

- Butter - 1/2 klopfen

- Karotte (zerkleinert) – 1 Esslöffel

- Splenda Süßstoff – 1 Esslöffel

- Mandelmehl – 1 Esslöffel

- Gewürz aus Kürbiskuchen – 1 Teelöffel

- Vanille – 1/2 Teelöffel

- Backpulver – 1/2 Teelöffel

- Ei – 1

- Rosinen (optional) – 6

- Frosting

- Frischkäse – 1 Esslöffel

- Butter – 1 Klopfel

•Süßstoff (Nach Wahl) – 1 Teelöffel

Wegbeschreibungen:

1.Hitze Waffel Maker

2.Tauchen Sie eine silikongefertigte Bürste in Kokosnussöl und Pinsel Waffeleisen

3.In die Mikrowelle den Frischkäse & Mozzarella & Butter zum Schmelzen geben - 15 Sek.

4.Mischen Sie die anderen Zutaten in einem Mixer und mischen Sie, bis sie glatt sind

5.Geben Sie den Teig in den Waffeleisen. Wenn die Spreu fertig ist, erwärmen Sie die Butter und den Frischkäse in Vorbereitung auf das Zuckerguss. Mischen Sie sie glatt, während Sie den Süßstoff hinzufügen.

6.Die köstliche Mischung nach Bezug über die Spreuheiten träufeln.

Ernährung: Kalorien 195 Gesamtfett 14,3 g

Gesamtkohlenhydrate 4,5 g Zucker 0,5 g Ballaststoffe 0,3 g

Eiweiß 3,2 g

HAUPT-, BEILAGEN- UND

GEMÜSE

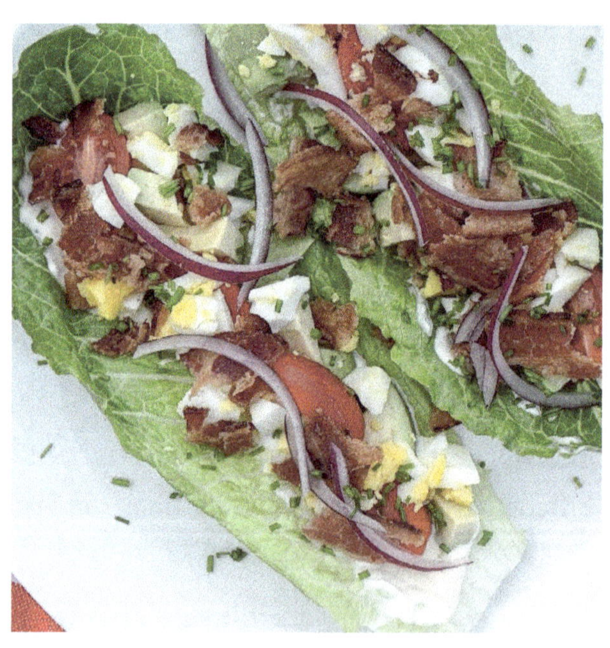

Knoblauch LammKoteletts

Zubereitungszeit: 35 Minuten

Kochzeit: 5 Minuten

Portionen: 2

Zutaten:

• 1/4 Tasse Olivenöl

• 1/4 Tasse Minze, frisch und gehackt

• 8 Lammrippenkoteletts

• Esslöffel Knoblauch, gehackt

• Esslöffel Rosmarin, frisch und gehackt

Wegbeschreibungen:

1.Rosmarin, Knoblauch, Minze, Olivenöl in eine Schüssel

geben und gut mischen.

2.Halten Sie einen Esslöffel der Mischung auf der Seite für die

spätere Verwendung.

3.Lammkoteletts in die Marinade geworfen und 30 Minuten

marinieren lassen.

4.Die gusseiserne Pfanne bei mittlerer bis hoher Hitze vorheizen.

5.Fügen Sie Lamm hinzu und kochen Sie für 2 Minuten pro Seite für mittel-selten.

6.Lassen Sie das Lamm einige Minuten ruhen und träufeln Sie die restliche Marinade.

7.Servieren und genießen!

Ernährung: Kalorien: 566 Fett: 40g Kohlenhydrate: 2g Protein: 47g Ballaststoffe: 1g NettoKohlenhydrate: 1g

Rosenkohl Genuss

Zubereitungszeit: 10 Minuten

Kochzeit: 8 Minuten

Portionen: 4

Zutaten:

•2 Esslöffel Olivenöl

•2 Knoblauchzehen, gehackt

•2 Esslöffel Kokosaminos

•und 1/2 Pfund Rosenkohl, halbiert

•Unzen Wasser

•und 1/2 Teelöffel weißer Pfeffer

Wegbeschreibungen:

1.Geben Sie das Öl in Ihren Instant-Topf, fügen Sie Knoblauch, Rosenkohl, Aminosäuren, Wasser und weißen Pfeffer hinzu, rühren, abdecken und 8 Minuten auf High kochen.

2.Teilen Sie zwischen den Tellern und servieren Sie als Beilage.

3.Viel Spaß!

Ernährung: Kalorien 162, Fett 2, Ballaststoffe 1, Kohlenhydrate

2, Protein 5

Mandel paniertes Huhn Güte

Zubereitungszeit: 15 Minuten

Kochzeit: 15 Minuten

Portionen: 2

Zutaten:

•2 große Hähnchenbrust, knochen- und hautlos

•1/3 Tasse Zitronensaft

•11/2 Tassen gewürztes Mandelmehl

•2 Esslöffel Kokosöl

•Zitronenpfeffer, nach Geschmack

•Petersilie zur Dekoration

Wegbeschreibungen:

1.Schneiden Sie hicken Brust in zwei Hälften.

2.Pound jede Hälfte bis zu einem 1/4 Zoll dick.

3.Stellen Sie eine Pfanne bei mittlerer Hitze, fügen Sie Öl

hinzu und erhitzen Sie es.

4.Tauchen Sie jede Hähnchenbrustscheibe in Zitronensaft und

lassen Sie sie 2 Minuten einwirken.

5. Umsatz und lassen Sie die andere Seite auch für 2 Minuten

sitzen.

6.Auf Mandelmehl übertragen und beide Seiten beschichten.

7.Fügen Sie beschichtetes Huhn zum Öl hinzu und braten Sie

es 4 Minuten pro Seite, wobei Sie darauf achten,

Zitronenpfeffer großzügig zu streuen.

8.Auf ein mit Papier ausgekleidetes Blatt übertragen und

wiederholen, bis alle Hühner gebraten sind.

9.Mit Petersilie garnieren und genießen.

Ernährung: Kalorien: 325 Fett: 24g Kohlenhydrate: 3g Protein:

16g Ballaststoffe: 1g Nettokohlenhydrate: 1g

Kräuter-Portobello-Pilze

Zubereitungszeit: 10 Minuten

Kochzeit: 10 Minuten

Portionen: 2

Zutaten:

• 2 Portobello-Pilze, eingestielt und abgewischt

• TL gehackter Knoblauch

• 1/4 TL getrockneter Rosmarin

• Esslöffel Balsamico-Essig

• 1/4 Tasse geriebener Provolone-Käse

• 4 Esslöffel Olivenöl

• Salz und Pfeffer nach Geschmack

Wegbeschreibungen:

1.In einem Ofen, positionieren Sie das Gestell 4 Zoll von der

Oberseite entfernt und heizen Sie den Broiler vor.

2.Bereiten Sie eine Auflaufform vor, indem Sie sie mit dem

Kochspray leicht sprühen.

3.Stemless, legen Sie Pilz kiemen Seite nach oben.

4.Mischen Sie Knoblauch, Rosmarin, Balsamico-Essig und

Olivenöl in einer kleinen Schüssel. Mit Salz und Pfeffer

abschmecken.

5.Beträufeln Sie Die Pilze gleichermaßen.

6.Marinieren Sie mindestens 5 Minuten, bevor Sie in den Ofen

treten und 4 Minuten pro Seite oder bis sie zart sind, braten.

7.Nach dem Kochen aus dem Ofen nehmen, Käse bestreuen,

zum Broiler zurückkehren und für ein oder zwei Minuten

oder bis der Käse schmilzt.

8.Aus dem Ofen nehmen und sofort servieren.

Ernährung: Kalorien: 168 Fett: 5.1g Kohlenhydrate: 21.5g

Protein: 8.6g

Tee mit Kokosnuss

Zubereitungszeit: 10 Minuten

Kochzeit: 0 Minuten

Portionen: 2

Zutaten:

•2 Teebeutel, zimtbemt

•2 EL MCT-Öl

•1/4 Tasse Kokosmilch, ungesüßt

•2 Tassen kochendes Wasser

Wegbeschreibungen:

1.Gießen Sie kochendes Wasser zwischen zwei Tassen, fügen

Sie einen Tee in jeden Becher hinzu und lassen Sie sie für 5

Minuten ziehen.

2.Nehmen Sie in der Zwischenzeit einen kleinen Topf, legen

Sie ihn bei mittlerer Hitze, gießen Sie Milch ein und erhitzen

Sie ihn für 3 Minuten oder mehr, bis er heiß ist.

3.Nach 5 Minuten Teebeutel aus den Tassen entfernen, Milch und MCT-Öl mit einem Milchaufschäumer einrühren, bis sie kombiniert sind, und dann servieren.

Ernährung: 191 Kalorien; 16 g Fette; 11 g Eiweiß; 2 g Netto-Kohlenhydrate; 0 g Ballaststoffe;

Spezielle Süßkartoffeln

Zubereitungszeit: 10 Minuten

Kochzeit: 10 Minuten

Portionen: 8

Zutaten:

•Tasse Wasser

•Esslöffel Zitronenschale, gerieben

•Esslöffel Stevia

•Eine Prise Meersalz

•Süßkartoffeln, geschält und in Scheiben geschnitten

•1/4 Tasse Ghee

•1/4 Tasse Ahornsirup

•Tasse Pekannüsse, gehackt

•1 Esslöffel Pfeilwurzpulver

•Ganze Pekannüsse zum Garnieren

Wegbeschreibungen:

1.Gießen Sie das Wasser in Ihren Instant-Topf, fügen Sie

Zitronenschale, Stevia, Süßkartoffeln und Salz hinzu, rühren, abdecken, 10 Minuten auf High kochen und auf einen Teller geben.

2.Stellen Sie Ihren Instant-Topf auf Sauté-Modus, fügen Sie das Ghee hinzu und erhitzen Sie es

3.Pekannüsse, Ahornsirup Pfeilwurzpulver hinzufügen, sehr gut umrühren und 1 Minute kochen lassen,

4.Süßkartoffeln zwischen Tellern teilen, die Pekannusssauce überall beträufeln, mit ganzen Pekannüssen belegen und servieren.

5.Viel Spaß!

Ernährung: Kalorien 162, Fett 2, Ballaststoffe 1, Kohlenhydrate 5, Protein 6

Kugelsicherer Tee

Zubereitungszeit: 5 Minuten

Kochzeit: 0 Minuten

Portionen: 2

Zutaten:

•1/4 TL Zimt

•2 Tassen starker Tee

•2 EL Kokosöl

•2 EL Kokosmilch

Wegbeschreibungen:

1.Tee zwischen zwei Tassen verteilen, die restlichen Zutaten

gleichmäßig hinzufügen und dann umrühren, bis sie

vermischt sind.

2.Servieren.

Ernährung: 151 Kalorien; 17 g Fette; 0 g Eiweiß; 1 g Netto-

Kohlenhydrate; 0 g Ballaststoffe;

Cremiger Brokkolieintopf

Zubereitungszeit: 10 Minuten

Kochzeit: 20 Minuten

Portionen: 4

Zutaten:

• Tasse Schwere Sahne

• oz. Parmesan

• Tasse Brokkoliröschen

• Karotten, in Scheiben geschnitten

• 1/2 EL Knoblauchpaste

• 1/4 EL Kurkumapulver

• Salz und schwarzer Pfeffer, nach Geschmack

• 1/2 Tasse Gemüsebrühe

• EL Butter

Wegbeschreibungen:

1. Butter im Sauté-Modus schmelzen. Knoblauch dazugeben

und 30 Sekunden anbraten. Brokkoli und Karotten hinzufügen

und 2-3 Minuten weich kochen lassen. Mit Salz und Pfeffer
würzen.

2.Die Gemüsebrühe unterrühren und den Deckel
verschließen. Im Fleisch-/Eintopfmodus 40 Minuten kochen.
Wenn Sie fertig sind, führen Sie eine schnelle Druckentlastung
durch. Die schwere Sahne unterrühren.

Ernährung: Kalorien 239, Protein 8g, Netto Kohlenhydrate
5.1g, Fett 21.4g

Blumenkohl und Eierteller

Zubereitungszeit: 5 Minuten

Kochzeit: 12 Minuten

Portionen: 2

Zutaten:

•4 oz Blumenkohlröschen, gehackt

•Jalapeno-Pfeffer, in Scheiben geschnitten

•Eier

•1/2 EL Avocadoöl

•Würzen:

•1/4 TL Salz

•1/8 TL gemahlener schwarzer Pfeffer

Wegbeschreibungen:

1.Nehmen Sie eine Pfanne, stellen Sie sie bei mittlerer Hitze, fügen Sie Öl hinzu und fügen Sie bei Hitze Blumenkohlröschen und Jalapeno hinzu und kochen Sie dann 5 bis 7 Minuten, bis sie zart sind.

2.Machen Sie zwei Räume in der Pfanne, knacken Sie ein Ei in jedem Raum und kochen Sie dann für 3 bis 4 Minuten, bis die Eier auf das gewünschte Niveau gekocht haben.

3.Wenn Sie fertig sind, streuen Sie Salz und schwarzen Pfeffer über die Eier und servieren Sie sie dann.

Ernährung: 193 Kalorien; 15,3 g Fette; 7,9 g Eiweiß; 3,3 g Netto-Kohlenhydrate; 0,9 g Ballaststoffe;

SUPPE UND EINTÖPFE

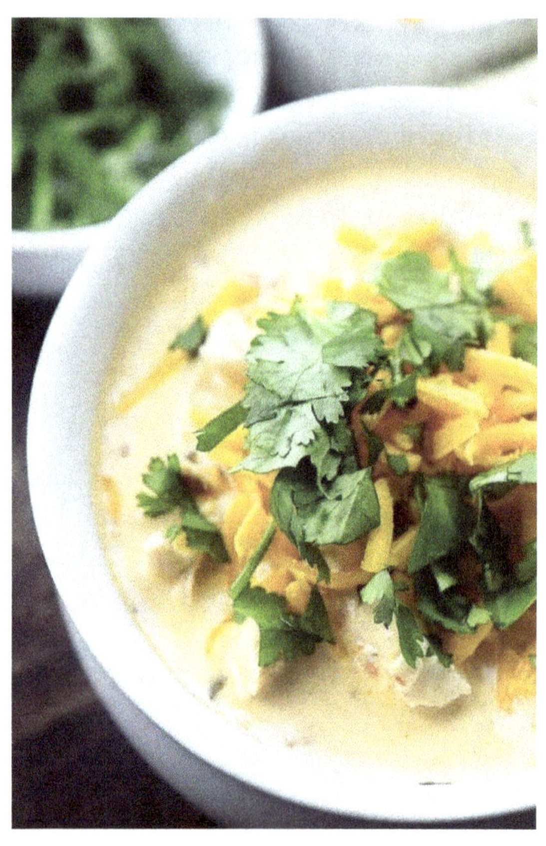

Käsige Hühnersuppe

Zubereitungszeit: 20 Minuten

Kochzeit: 33-40 Minuten

Portionen: 6

Zutaten:

- 2 knochenlose, hautlose Hähnchenbrüste

- 2 Tassen Hühnerbrühe

- 2 Tassen Wasser

- Tasse geschlagener Frischkäse

- 1/2 Tasse zerkleinerter Cheddar-Käse

- gelbe Zwiebel, gehackt

- Knoblauchzehen, gehackt

- Teelöffel Chilipulver

- 1/2 Teelöffel Kreuzkümmel

- 1/2 Teelöffel Salz

- 1/4 Teelöffel schwarzer Pfeffer

- 1 Esslöffel Kokosöl, zum Kochen

Wegbeschreibungen:

1.Erhitzen Sie eine große Pfanne bei mittlerer Hitze mit einem 1/2 Esslöffel kokosöl.

2.Die Hähnchenbrüste bis zum Durchgaren anbraten. verwerfen.

3.Knoblauch und Zwiebel mit den restlichen 1 Esslöffel Kokosöl in einen großen Stocktopf geben und bei niedriger bis mittlerer Hitze durchscheinend anbraten. Dies sollte etwa 3 bis 5 Minuten dauern.

4.Fügen Sie diese Hühnerbrühe und Wasser hinzu.

5.Den Frischkäse unterrühren und bei niedriger bis mittlerer Hitze weiter verquirlen, bis er kombiniert ist.

6.Fügen Sie die Gewürze hinzu und bringen Sie sie zum Kochen.

7.Während das Wasser kocht, schneiden Sie das Huhn in mundgerechte Stücke und fügen Sie es in den Stockpot.

8.Zum Kochen bringen und 30 bis 35 Minuten kochen lassen.

9.Den Cheddar-Käse unterrühren und servieren.

Ernährung: Kalorien: 157 Kohlenhydrate: 5g Ballaststoffe: 1g

Netto Kohlenhydrate: 4g Fett: 7g Protein: 17g

Butterige Dijon Sauce

Zubereitungszeit: 5 Minuten

Kochzeit: 0 Minuten

Portionen: 2

Zutaten:

• 3 Teile braune Butter

• 1-teiliger Essig- oder Zitrussaft oder eine Kombination

• 1-teiliger starker Dijon-Senf

• Eine kleine Handvoll flachblättrige Petersilie (optional)

• 3/4 Teelöffel frisch gemahlener Pfeffer

• Teelöffel Salz

Wegbeschreibungen:

1. Legen Sie alles in eine Küchenmaschine und blitzen Sie, bis es gerade glatt ist.

2. Sie können dies auch mit einem Tauchmixer mischen. Sofort verwenden oder bis zu einem Tag im Kühlschrank aufbewahren. Vor Gebrauch noch einmal mischen.

Ernährung: Kalorien: 306 Fett: 34.4g Kohlenhydrate: 0.7g

Eiweiß: 0.4g

Speck & Käse Suppe

Zubereitungszeit: 15 Minuten

Kochzeit: 40 Minuten

Portionen: 6

Zutaten:

•Pfund magerer Rinderhackfleisch

•6 Scheiben ungecured Speck

•6 Tassen Rinderbrühe

•Tasse schwere Sahne

•Tasse zerkleinerter Cheddar-Käse

•1 gelbe Zwiebel, gehackt

•1 Teelöffel Knoblauchpulver

•1/2 Teelöffel Zwiebelpulver

•1/2 Teelöffel Kreuzkümmel

•1/2 Teelöffel Paprika

•1/2 Tasse saure Sahne, zum Servieren

•1 Esslöffel Kokosöl, zum Kochen

Wegbeschreibungen:

1.Das Kokosöl in eine Pfanne geben und den Speck knusprig kochen. Den Speck abkühlen lassen und in kleine Stücke schneiden. verwerfen.

2.Nach dem Kochen das magere Rinderhackfleisch in die gleiche Pfanne mit dem Speckfett geben und kochen, bis es gebräunt ist.

3.Fügen Sie die Zwiebeln hinzu und kochen Sie weitere 2 bis 3 Minuten.

4.Fügen Sie alle Zutaten abzüglich Speck, schwerer Sahne, saurer Sahne und Käse in einen Vorratstopf und rühren Sie um. 25 Minuten kochen lassen.

5.Erwärmen Sie die schwere Sahne und fügen Sie dann die erwärmte Sahne und den Käse hinzu und servieren Sie sie mit dem Speck und einem Klecks saurer Sahne.

Ernährung: Kalorien: 498 Kohlenhydrate: 5g Ballaststoffe: 1g Netto Kohlenhydrate: 4g Fett: 34g Protein: 41g

Dessert

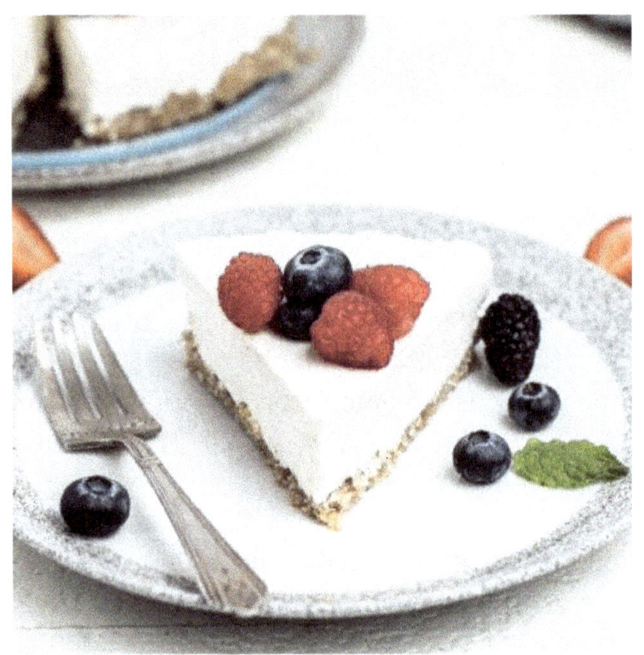

Bananen Muffins

Zubereitungszeit: 10 Minuten

Kochzeit: 18 Minuten

Portionen: 12

Zutaten:

•3 große Eier

•2 Tassen Bananen, püriert (3-4 mittlere Bananen)

•1/2 Tasse Mandelbutter (Erdnussbutter kann auch

verwendet werden)

•1/4 Tasse Butter (Olivenöl kann auch verwendet werden)

•1 TL Vanille

•1/2 Tasse Kokosmehl (Mandelmehl kann auch verwendet

werden)

•1 EL Zimt

•1 TL Backpulver

•1 TL Backpulver

•Kneifen Sie Meersalz

•1/2 Tasse Schokoladenstückchen

Wegbeschreibungen:

1.Heizen Sie Ihren Ofen bei 356 Grad F vor.

2.Legen Sie ein 12-Tassen-Muffin-Fach mit Papiereinlagen aus.

3. Eier mit Mandelbutter, Vanille, Butter und Bananenpüree in einer großen Schüssel verquirlen.

4.Kokosmehl, Backpulver, Zimt, Backpulver und Salz unterrühren. Mit einem Holzlöffel gut vermischen.

5.Teilen Sie diesen Teig in die Muffinbecher und backen Sie sie dann 18 Minuten lang.

6.Lassen Sie sie abkühlen und kühlen Sie sie für 30 Minuten.

7.Viel Spaß.

Ernährung: Kalorien 139 Gesamtfett 4,6 g

Gesamtkohlenhydrate 2,5 g Zucker 6,3 g Ballaststoffe 0,6 g

Eiweiß 3,8 g

No-Bake Erdnussbutter Käsekuchen

Zubereitungszeit: 15 Minuten

Kochzeit: 6 Minuten

Portionen: 4

Zutaten:

•Kruste:

•Mandelmehl 1 1/2 Tassen

•Kakao 1/3 Tasse

•Low Carb Zuckerersatz oder Swerve 1/4 Tasse

•Butter geschmolzen 5 EL.

•Stabilisierte Schlagsahne:

•Mit Gras gefütterte Gelatine 1 TL.

•Kaltwasser 4 TL.

•Schwere Schlagsahne 1 Tasse

•Swerve Konditorei Pulver Süßstoff 1/4 Tasse

•Füllung:

•Frischkäse Raumtemperatur 24 oz.

- Low Carb Zuckerersatz oder Swerve 1/2 Tasse

- Vanilleextrakt 1 TL.

- Erdnussbutter 1 1/4 Tasse

- Schokoladenganache:

- Butter 3 EL.

- Ungesüßte Backschokolade 1 oz.

- Swerve Konditorei Pulver Süßstoff 2 EL.

- Vanilleextrakt 1/4 TL.

Wegbeschreibungen:

1. Kruste:

2. Gießen Sie Zutaten der Kruste in eine 9-Zoll-Springform-Pfanne. Drücken, um die Kruste zu bilden

3. Stabilisierte Schlagsahne:

4. Kombinieren Sie kaltes Wasser und Gelatine in einem kleinen Topf; zu dicht stehen lassen.

5. Bei schwacher Hitze schnell umrühren, bis sich die Gelatine auflöst.

6.Von der Hitze entfernen; kühlen.

7.Mit Pulversüßstoff sahne mild warm schlagen.

8.Fügen Sie die Gelatine zu Schlagsahne hinzu, während Sie

stetig schlagen.

9.Whip bis starr, in einem hohen Tempo. Zur Seite stellen.

10.Füllung:

11.In einer großen Schüssel mit einem elektrischen Mixer, den

Süßstoff, frischkäse, Joghurt und Erdnussbutter mischen, bis

er gut vermischt ist.

12.Gesunde Schlagsahne weich unterheben.

13.Über die Krustenfüllung gießen und das Ende mit einem

Gummispatel glätten.

14.Kühlen Sie für fast 4 Stunden ab, bis sie fest sind.

15.Führen Sie das Messer um den Rand des Käsekuchens und

schneiden Sie dann die Seite der Springform.

16. Schokoladenganache:

17.Schmelzen Sie die Butter und Schokolade in eine heiße

Mikrowelle oder einen Topf.

18.Vanille und Süßstoff hinzufügen.

19.Schokoladensauce über Käsekuchen träufeln.

Ernährung: Kalorien 432 Gesamtfett 12 g

Gesamtkohlenhydrate 3 g Zucker 2 g Ballaststoffe 14 g Eiweiß

34 g

Coconut No-Bake Cookies - Keto und Vegan

Zubereitungszeit: 12 Minuten

Kochzeit: 6 Minuten

Portionen: 20

Zutaten:

•2 1/2 Tassen ungesüßte Kokosnuss, die ich fein zerkleinert

verwendet habe

•1/2 Tasse blanchiertes Mandelmehl

•1/3 Tasse Kokosöl

•1/2 Tasse Ahornsirup Ich habe Keto-Ahornsirup verwendet,

um es Keto zu halten

Wegbeschreibungen:

1.Decken Sie ein Pergamentpapier auf einem Teller oder

einem Backblech ab und stellen Sie es beiseite.

2.Fügen Sie alle Zutaten in einen Hochgeschwindigkeitsmixer

oder eine Rührschüssel hinzu, bis ein dicker Teig übrig bleibt.

3.Formen Sie winzige Teigkugeln mit beiden Händen oder einer Keksschaufel und legen Sie sie auf einen Teller oder ein Tablett. Drücken Sie jeden Ball in Form eines Kekses. Einfrieren, wenn es fest ist, für fünfzehn Minuten.

Ernährung: Kalorien 321 Gesamtfett 11 g Gesamtkohlenhydrate 2 g Zucker 4 g Ballaststoffe 12 g Eiweiß 32 g

Frühstücksbrötchen

Zubereitungszeit: 10 Minuten

Kochzeit: 25 Minuten

Portionen: 4

Zutaten:

•3 Eiweiß, Raumtemperatur

•1 Ei, Raumtemperatur

•1/4 Tasse kochend heißes Wasser

•1/4 Tasse Mandelmehl

•1/4 Tasse Kokosmehl

•1 EL Flohsamenschalenpulver

•1 TL Backpulver

•Sesamsamen, zum Bestreuen

Wegbeschreibungen:

1.Heizen Sie Ihren Ofen bei 356 Grad F vor.

2.Fügen Sie alles in eine Küchenmaschine und mischen Sie für

20 Sekunden, bis es glatt ist.

3.Lassen Sie es 20 Minuten einwirken und teilen Sie den Teig

in 4 gleiche Teile.

4.Den Teig zu Brötchen formen und dann auf ein mit

Wachspapier ausgekleidetes Backblech legen.

5.Bewerten Sie die Oberseite jedes Brötchens mit einer Gabel

und streuen Sie Sesamsamen darüber.

6.Backen Sie die Brötchen 25 Minuten lang goldbraun.

7.Viel Spaß.

Ernährung: Kalorien 200 Gesamtfett 11,1 g

Gesamtkohlenhydrate 1,1 g Zucker 1,3 g Ballaststoffe 0,4 g

Eiweiß 0,4 g

Schokolade Erdnussbutter Kuchen

Zubereitungszeit: 12 Minuten

Kochzeit: 6 Minuten

Portionen: 20

Zutaten:

•1 oz. Ungesüßte Bakers Schokolade

•2-3 EL Erdnussbutter

•2 EL. Butter

•1 EL schwere Schlagsahne

•1 großes Ei

•2 EL Erythrit

•5-7 flüssiges Stevia

•1 EL ungesüßtes Kakaopulver

•2 TL Kokosmehl

•1/4 TL. Backpulver

Wegbeschreibungen

1.Kombinieren Sie Schokolade und Butter, um 30 Sekunden in einer mikrowellensicheren Schüssel zu schmelzen.

2.Fügen Sie Milch, Ei und Stevia-Tropfen zu Schokolade und

Buttermischung hinzu. Zur Seite stellen.

3.In einem kleinen Gericht alle trockenen Zutaten hinzufügen:

Erythrit, Kokosmilch, Kokosmehl und Backpulver.

4.Mischen Sie trockene Zutaten in nasse Zutaten, bis ein

glatter, klarer, feuchter Teig entsteht.

5.Legen Sie die Hälfte des Teigs in Ihre Springform oder

gefettete Ramekin-Pfanne.

6.Legen Sie Erdnussbutter in die Mitte, ohne dass sie an den

Seiten verschüttet wird.

7.Gießen Sie den Rest über Erdnussbutter.

8.Backen Sie für 13-15 Minuten in einem 400-Grad-Ofen.

9. Sie werden feststellen, dass es fertig ist, wenn die Seiten fest

sind, und die Mitte scheint immer ein bisschen wackelig /

nicht vollständig gebacken zu sein.

10. Sofort servieren und genießen.

Ernährung: Kalorien 213 Gesamtfett 13 g

Gesamtkohlenhydrate 1 g Zucker 5 g Ballaststoffe 21 g Eiweiß

46 g

Espresso Pudding Shots

Zubereitungszeit: 10 Minuten + Kühlzeit

Kochzeit: 0 Minuten

Portionen: 6

Zutaten:

•2 Teelöffel Butter, weich

•Eine Prise geriebene Muskatnuss

•Teelöffel reiner Vanilleextrakt

•4 Unzen Kokosöl

•Esslöffel pulverförmiges Erythrit

•Unzen Kokosmilchcreme

•Teelöffel Espressopulver

Wegbeschreibungen:

1.Schmelzen Sie die Butter und das Kokosnussöl in einem

Doppelkessel bei mittlerer bis niedriger Hitze.

2.Fügen Sie die restlichen Zutaten hinzu und rühren Sie um,

um sie zu kombinieren.

3.Gießen Sie in Silikonformen.

Ernährung: 218 Kalorien 24,7g Fett 1,1g Kohlenhydrate 0,4g

Protein 0,7g Ballaststoffe

Haselnusskuchen Quadrate

Zubereitungszeit: 10 Minuten

Kochzeit: 25 Minuten

Portionen: 8

Zutaten:

- 2 Tassen Mandelmehl

- 3 Eier

- Teelöffel Mandelextrakt

- 3/4 Tasse schwere Sahne

- Eine Prise Meersalz

- 1/2 Tasse Kokosöl

- 1/2 Tasse Haselnüsse, gehackt

- 3/4 Teelöffel Backpulver

- Tasse Erythrit

- 1/2 Teelöffel gemahlener Zimt

- 1/4 Teelöffel gemahlener Kardamom

Wegbeschreibungen:

1.Stellen Sie den Ofen auf 365 ° F. Beschichten Sie den Boden Ihrer Backform mit Backpapier.

2. Mischen Sie die Mandelmahlzeit, Das Backpulver, Erythrit, Zimt, Kardamom und Salz gründlich.

3.Danach kokosnussöl, Eier, Mandelextrakt und schwere Sahne unterrühren; verquirlen, bis alles gut eingearbeitet ist.

4.Die gehackten Haselnüsse unterrühren. Den Teig in die Backform kratzen.

5.Backen Sie im Ofen für mindestens 25 Minuten.

Ernährung: 241 Kalorien 23,6g Fett 3,7g Kohlenhydrate 5,2g Protein 1g Ballaststoffe